BEI GRIN MACHT SICH IHR WISSEN BEZAHLT

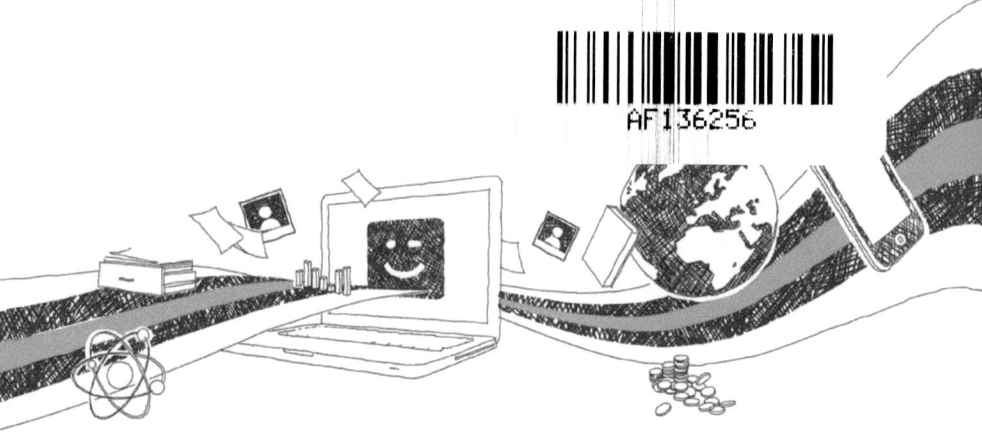
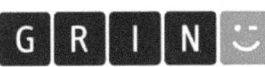

Bibliografische Information der Deutschen Nationalbibliothek:

Die Deutsche Bibliothek verzeichnet diese Publikation in der Deutschen National-bibliografie; detaillierte bibliografische Daten sind im Internet über http://dnb.d-nb.de/ abrufbar.

Impressum:

Copyright © 2016 GRIN Verlag
Druck und Bindung: Books on Demand GmbH, Norderstedt Germany
ISBN: 9783346002136

Dieses Buch bei GRIN:

https://www.grin.com/document/493739

Yvonne Semper

Burnout in der Pflege. Belastungen und begünstigende Faktoren

GRIN Verlag

GRIN - Your knowledge has value

Der GRIN Verlag publiziert seit 1998 wissenschaftliche Arbeiten von Studenten, Hochschullehrern und anderen Akademikern als eBook und gedrucktes Buch. Die Verlagswebsite www.grin.com ist die ideale Plattform zur Veröffentlichung von Hausarbeiten, Abschlussarbeiten, wissenschaftlichen Aufsätzen, Dissertationen und Fachbüchern.

Besuchen Sie uns im Internet:

http://www.grin.com/

http://www.facebook.com/grincom

http://www.twitter.com/grin_com

Evangelische Hochschule Dresden

Studiengang: Pflegemanagement / Pflegewissenschaft

Modul: PM 15

5. Semester, Sommersemester 2016

Burnout in der Pflege

Yvonne Semper

Abgabedatum: 31.08.2016

Burnout in der Pflege

Abkürzungsverzeichnis

a.a.O.	„am angegebenen Ort"
bspw.	beispielsweise
bzw.	beziehungsweise
d.h.	das heißt
EHS	Evangelische Hochschule
etc.	et cetera
ICN	International Council of Nurses
SLUB	Staats- und Universitätsbibliothek
u.a.	unter anderem
usw.	und so weiter
WHO	World Health Organization (Weltgesundheitsorganisation)
z.B.	zum Beispiel

1 Einleitung

„An manchen Tagen konnte die Pflegedienstleiterin eines großen Krankenhauses nur noch Halbsätze herausbringen. Auf unerklärliche Weise war ihr Wortschatz drastisch zusammengeschrumpft. Obwohl sie sich schon morgens beim Aufwachen völlig zerschlagen fühlte und ihre Beine sich kaum noch bewegen wollten, arbeitet sie weiter, telefonierte, diktierte, rechnete, schrieb Berichte, rannte im Stechschritt von Station zu Station. Je schwächer sie sich fühlte, desto unerbittlicher schwang sie ihre innere Peitsche: „Stell dich nicht so an. Reiß dich verdammt noch mal zusammen!" Doch dann brach sie mitten in einem Gespräch in Tränen aus und konnte nicht mehr aufhören zu weinen. Die Hausärztin diagnstizierte ein Burnoutsyndrom, schrieb sie krank und schickte sie in psychotherapeutische Behandlung. Erst im Verlauf der Therapie wurde [...] klar, dass die Erschöpfung sich schon über Jahre aufgebaut und sie alle Warnsignale ignoriert hatte."[1]

„Erschöpfung, Müdigkeit, Unzufriedenheit und das Gefühl von großer Überforderung sind typische Syndrome eines Burnouts"[2], welches umgangssprachlich auch als „Ausgebrannt-Sein" definiert wird.

Die Gesundheitsreformen der vergangenen Jahre sowie der demographische Wandel brachten einige gravierende Veränderungen und Folgen für die Pflegebranche mit sich. Die Auswirkungen jahrelanger Stellenkürzungen in der Pflege sind nunmehr in einem überalternden und reduzierten Personalbestand ersichtlich. Dazu kommt eine geringere Verweildauer der Patienten in Krankenhäusern sowie eine Zunahme von älteren, multimorbiden Patienten. Dies führt folglich zu einer erhöhten Arbeitsbelastung für das übriggebliebene Pflegepersonal und hat oft nachteilige Auswirkungen auf die Patientenversorgung. Der Anspruch, eine qualitativ hochwertige Pflege zu gewährleisten, setzt viele Pflegekräfte unter Druck und führt sie an ihre Grenzen. Die Folge ist eine steigende Zahl an psychischen Erkrankungen in der Pflege, die zu hohen Fehlzeiten führen.[3]

Mehrere Studien belegen:

„Pflegeberufe gehören zu jenen „helfenden Berufen" (wie auch Arzt, Lehrer etc.), die von einem intensiven Einsatz für andere Menschen geprägt sind und daher schneller als andere gefährdet sind auszubrennen."[4]

Die vorliegende Hausarbeit beschäftigt sich mit der Thematik Burnout in der Pflege. Ziel der Arbeit ist es, den Zusammenhang zwischen stressauslösenden Faktoren und Burnout näher zu beleuchten, mögliche tätigkeitsbedingte Ursachen des Ausbrennens im Pflegeberuf zu identifizieren und abschließend eine ausgewählte präventive Maßnahme zur Vermeidung des Burnout-Syndroms aufzuzeigen. Dazu werden zunächst die Begriffe Stress und Burnout näher erläutert. Anschließend erfolgt die Auseinandersetzung mit dem Thema Burnout in der Pflege. Dabei wird auf ausgewählte tätigkeitsbedingte Belastungsfaktoren und im Anschluss auf die Supervision als mögliche präventive Maßnahme zur Verhinderung von Stress und Burnout eingegangen. Im Fazit erfolgt eine abschließende Betrachtung des Themas.

---

[1] Schönberger, Birgit: Ausgebrannt. In: Psychologie Heute Januar 2016. S. 19 (Julius Beitz GmbH & CO. KG) Weinheim 2016
[2] Zander, Britta; Dobler, Lydia; Busse, Reinhard: Studie spürt Gründe für Burnout nach. In: Pflegezeitschrift 64 (2): 98-101, 2011
Verfügbar unter:
https://www.mig.tu-berlin.de/fileadmin/a38331600/2011.publications/2011_zander_Pflegezeitschrift_Burnout.pdf [26.07.16]
[3] a.a.O., S. 98
[4] a.a.O., S.98

Literaturrecherche

Die Literaturrecherche fand vorwiegend in der Bibliothek der Evangelischen Hochschule (EHS) und der Sächsischen Landesbibliothek-, Staats- und Universitätsbibliothek (SLUB) statt, außerdem wurden verschiedene Onlinequellen hinzugezogen.

2 Stress

2.1 Was versteht man unter Stress?

Der allgegenwärtig scheinende Begriff Stress entspringt dem lateinischen Wort stringere und bedeutet übersetzt „zusammendrücken, zusammenziehen". Hinsichtlich der exakten Einordnung des Begriffes existiert eine gewisse Unschärfe, da er im Alltag oftmals nicht eindeutig verwendet wird. Stress ist weitestgehend negativ behaftet. Umfragen in Deutschland haben ergeben, dass sich über 80 Prozent der Befragten gestresst fühlen und Stress bei etwa einem Drittel der Bevölkerung ernsthaft das Wohlbefinden einschränkt.[5] Aus der Gesundheitsdefinition der Weltgesundheitsorganisation (WHO) - „Zustand vollständigen physischen, geistigen und sozialen Wohlbefindens und nicht nur die Abwesenheit von Krankheit"[6] wird deutlich, dass das geistige Wohlbefinden einen wichtigen Grundpfeiler für die Gesundheit darstellt. Jeder Mensch ist der Gefahr ausgesetzt, dass dieser Grundpfeiler ins Wanken gerät. Die Hauptursache dafür ist in der Konfrontation mit Stress zu sehen, der neben Bewegungsmangel und sozialer Isolation zu den drei bedeutendsten krankmachenden Gegenwartsbedingungen gezählt wird.[7] Beispielhaft dafür steht die von den Krankenkassen und Rentenversicherungsträgern verzeichnete Zunahme der Krankschreibungen, Behandlungskosten und vorzeitigen Berentungen durch psychische Erkrankungen.[8]

Der Biochemiker H. Selye spricht von Stress, „wenn der Körper auf einen Reiz mit Aktivierung reagiert. Das kann sowohl bei negativen als auch bei positiven Erlebnissen der Fall sein."[9] Die Reize, also die stressauslösenden Bedingungen, werden auch als Stressoren bezeichnet. Es besteht ein Unterschied zwischen physischen Stressoren, z. B. Lärm, psychischen Stressoren, z. B. Überforderung, und sozialen Stressoren, z. B. Konflikte.[10] Der Stressor bzw. mehrere Stressoren werden über die Sinnesorgane wahrgenommen und an das Gehirn weitergeleitet.

---

[5] Litzcke, Sven Max; Schuh, Horst (Hrsg): Stress, Mobbing und Burn-out am Arbeitsplatz. Heidelberg (Springer Medizin Verlag) 2007, S.2

[6] Eifler, Christoph; Strack, Andreas; Albers, Torsten (Hrsg.): Lehrbrief Gesundheitstrainer. Saarbrücken (BSA-Akademie) 2006, S. 10

[7] Geiger, Ludwig: Gesundheitstraining. München (BLV Verlagsgesellschaft mbH) 2003, S. 9

[8] Tegtmeier, Catri; Tegtmeier, Michael A. (Hrsg): Wie Stress im Beruf krank macht und wie Sie sich schützen. Regensburg (Walhalla Fachverlag) 2013, S. 17

[9] Litzcke, Sven Max; Schuh, Horst (Hrsg): Stress, Mobbing und Burn-out am Arbeitsplatz...a.a.O., S. 6

[10] a.a.O., S.6

Durch die Aktivierung von Hypothalamus und Sympathikus werden Hormone, z. B. Adrenalin, Endorphine, freigesetzt. Durch diesen Prozess sind alle Sinne geschärft und zu einer Reaktion bereit. Diese Stressreaktion kann als angenehm oder unangenehm empfunden werden. Wird Stress positiv empfunden, bspw. als Zeichen für Leistungsbereitschaft, wird dies als Eu-Stress bezeichnet. Die Tatsache, dass Stress auch positiv empfunden werden kann widerspricht der Annahme der meisten Menschen, dass Stress ausschließlich etwas Schlechtes sei. Häufig verursachen alltägliche Lebenssituationen negativen Stress, auch Dis-Stress genannt. Dieser wird als belastend empfunden und kann sich negativ auf die Gesundheit auswirken. Ein weiterer wichtiger gesundheitsrelevanter Aspekt besteht darin, ob Stress akut, also vorübergehend oder chronisch auftritt. An dieser Stelle bleibt noch festzuhalten, dass die Empfindung von Stress subjektiv ist und seine individuelle Wahrnehmung eine wichtige Rolle spielt.[11]

2.2 Stressmodelle

Verschiedene Forscher haben sich den Theorien über Stress gewidmet und entsprechende Stressmodelle aufgestellt. Im Folgenden sollen zwei ausgewählte Modelle vorgestellt werden. Zunächst wird das physiologisch orientierte Modell nach H. Selye und danach das psychologisch orientierte nach R. Lazarus dargestellt.[12]

2.2.1 Stressmodell nach H. Selye

H. Selye gilt als einer der Urväter der modernen Stressforschung. Er setzte in den 1930er Jahren Labortiere schädigenden Einflüssen, wie z. B. erzwungene Bewegungseinschränkungen aus. Daraufhin beobachtete er, dass jene Tiere komplexe Reaktionen zeigten. Daraus entwickelte H. Selye seine Stresstheorie, wonach viele verschiedene Stressoren die gleiche Reaktion hervorrufen. Als Auswirkung auf die Stressoren versucht ein Organismus, das Wohlbefinden wieder zurückzugewinnen, indem er sein Gleichgewicht wiederherstellt. Es kommt zu einer Anpassung an den Stressor. H. Selye beschrieb diesen Vorgang als allgemeines Anpassungs- bzw. Adaptationssyndrom, welches aus drei Stufen besteht. In der ersten Stufe, der Alarmreaktion, erregt ein Stimulus kurzzeitigen Stress. Dadurch wird der Körper in die Bereitschaft versetzt, den Stressor abzuwehren. Wird der Stressor erfolgreich abgewehrt, dann wird die Stressreaktion zurückgebildet, der Körper erlangt sein Wohlbefinden zurück. Dieser Prozess läuft während des Lebens vielfach ab. Dauert der starke Stress aber weiterhin an, dann geht der Körper in die zweite Phase, dem Widerstand, über.

---

[11] Hofmann, Irmgard.: Stress- und Burnoutprävention in der Pflege für die Aus-, Fort- und Weiterbildung. Berlin (Cornelsen Verlag) 2010, S. 56 - 58

[12] Hofmann, Irmgard.: Stress- und Burnoutprävention in der Pflege für die Aus-, Fort- und Weiterbildung...a.a.O., S. 62 - 63

Nun ist es nicht mehr möglich, die Stressreaktion hinreichend abzubauen. Der Organismus kann den anhaltenden Stressoren noch widerstehen. Der anhaltende Stress führt dazu, dass die Ressourcen schwinden und die Ermüdung zunimmt. Wird der Stressor nun erfolgreich abgewehrt, bildet sich die Stressreaktion wieder zurück. Bei weiterhin anhaltendem Stress werden dem Körper seine letzten Ressourcen zur Abwehr entzogen und die dritte Stufe, die Erschöpfung, tritt ein. In dieser treten zwar die Zeichen der ersten Stufe wiederholt auf, die Möglichkeiten einer Stressabwehr sind allerdings erschöpft. Die Erschöpfung ist so stark, dass es in diesem Stadium zur ernsthaften Erkrankung und sogar zum Tod des Betroffenen kommen kann.[13]

2.2.2 Stressmodell nach R. Lazarus

Im transaktionalen Erklärungsmodell des Psychologen R. Lazarus wird Stress als etwas Individuelles angesehen, d. h. jeder reagiert auf einen bestimmten Stressor anders. Für R. Lazarus sind die persönlichen Bewältigungsstrategien (Coping) im Umgang mit Stressoren entscheidend. Nach diesem Modell ist zu allererst die individuelle Verarbeitung einer stressauslösenden Situation von Bedeutung. Es werden drei Bewertungskategorien beschrieben. Nachdem ein Ereignis wahrgenommen wurde, kommt es zunächst zu einer primären Bewertung. Ein bestimmter Reiz wird individuell unterschiedlich als nicht relevant oder positiv, d. h. als zu bewältigende Herausforderung und somit als Eu-Stress, oder aber negativ und somit Auslöser von Dis-Stress, gesehen. Wenn ein Ereignis den Organismus aus dem Gleichgewicht bringt, dann ist eine Anpassung notwendig. In der sekundären Bewertung wird das individuelle Bewältigungsvermögen in Bezug auf den Reiz eingeschätzt und das Ereignis in ein zu bewältigendes oder ein nicht zu bewältigendes Ereignis eingestuft. Nachdem die Bewältigungsstrategien beurteilt wurden, kommt es zu einer Neubewertung der Ausgangssituation. Für den Fall, dass die Bewältigungsmöglichkeiten als ausreichend gesehen werden, führt dies zu positiver Aktivierung. Ist allerdings das Gegenteil der Fall, dann wird die Situation als Bedrohung betrachtet und der negative Stress nimmt zu. Die Folge ist, dass damit die Stressgefühle ansteigen. Jede zusätzliche Information hinsichtlich eines Reizes kann die Bewertung erneut verändern. Wird keine Stressbewältigung gefunden, kann der Stress außer Kontrolle geraten und gesundheitliche Schäden verursachen.[14]

2.3 Gesundheitliche Beeinträchtigungen durch Stress

Die kurzfristige Aktivierung des Körpers, gefolgt von Entspannungsphasen kennzeichnen das Leben und sind keinesfalls gesundheitsschädlich.[15] Grenzenlose Belastung ohne entsprechende Phasen der Erholung wirkt sich auf einen Organismus hingegen negativ aus.

---

[13] Gerrig, Richard J.: Psychologie. Hallbergmoos (Pearson Deutschland GmbH) 2015, S. 476 - 477
[14] Hofmann, Irmgard.: Stress- und Burnoutprävention in der Pflege für die Aus-, Fort- und Weiterbildung…a.a.O., S. 63-64 und Schmidt, Brinja: Burnout in der Pflege. Stuttgart (W. Kohlhammer GmbH) 2015, S. 86 - 88
[15] Kaluza, Gert.: Stressbewältigung. Berlin Heidelberg (Springer-Verlag GmbH) 2011, S. 23

Dabei ist es unerheblich, ob Stress auslösende Reize physischer Natur sind, z. B. dauerhafte Schmerzen, oder ein Resultat seelischer Konflikte. Kein Mensch ist in der Lage, Stressoren ununterbrochen zu ertragen.[16] Kaluza führt vier Aspekte an, die gesundheitsschädliche Beeinträchtigungen in Folge von Stressreaktion nach sich ziehen. Nicht verbrauchte Energie bei einer Stressreaktion stellt dahingehend den ersten Faktor dar. Der auftretende Stressor bewirkt, dass der Organismus dem Körper zusätzliche Energie für einen evtl. Kampf oder eine Flucht zur Verfügung stellt. Dieses seit Urzeiten im menschlichen Körper verwurzelte Reaktionsmuster stellt allerdings oftmals keine adäquate Hilfe gegenüber den Stressoren der heutigen Zeit dar und bewirkt, dass die durch Glukoneogenese und Lipolyse bereitgestellten Zucker sowie Fette nicht verbraucht werden und in der Blutbahn verbleiben. Mögliche Folgen können Arteriosklerose Herz-, Hirninfarkte sowie Lungenembolien sein. Der zweite Faktor mit möglichen negativen Auswirkungen auf die Gesundheit sind chronische Belastungen. Viele Stressoren, mit denen sich Menschen heute konfrontiert sehen bestehen über eine lange Zeit oder treten immer wieder erneut auf. Dies widerspricht dem menschlichen Stressreaktionsprogramm, welches auf die Bewältigung von kurzzeitig auftretenden Stressoren konzipiert ist. Der Organismus befindet sich über einen langen Zeitraum in Widerstandsbereitschaft. Organerkrankungen, ständig erhöhter Blutdruck, verspannte Muskulatur, mangelnde Fähigkeit zur Selbstregulation und die abnehmende Fähigkeit des Körpers zur Erholung können die Folgen chronischer Belastungen sein. Durch den dauerhaft erhöhten Kortisolspiegel wird die Wirkung des Insulins im Körper gehemmt. Daraus resultiert, dass das Diabetesrisiko steigt. Ein chronisch hoher Kortisolspiegel führt des Weiteren zu negativen Auswirkungen auf neuronale Strukturen im Gehirn, was sich in Gedächtnisstörungen bemerkbar macht. Eine geschwächte Immunkompetenz ist der dritte Faktor mit möglichen negativen gesundheitlichen Auswirkungen. Auch in diesem Zusammenhang entfaltet bei lang andauernden Stressbelastungen ein chronisch überhöhter Kortisolspiegel im Organismus seine schädigende Wirkung. Durch das geschwächte Immunsystem unterliegt der Betroffene einer erhöhten Entzündungs- und Krankheitsanfälligkeit sowie der Neigung zu allergischen Reaktionen und Autoimmunerkrankungen. Ebenfalls nachgewiesen ist der Zusammenhang einer geschwächten Immunkompetenz mit einem Wachstum von Tumorzellen. Der vierte Faktor mit möglichen negativen Auswirkungen auf die Gesundheit ist gesundheitliches Risikoverhalten. Verhaltensweisen, wie z. B. Alkohol-, Zigaretten-, Koffein- und Medikamentenkonsum oder ungesunde Ernährung werden von Dauerstressbetroffenen als mögliche Bewältigungs- bzw. Entspannungsstrategie angesehen. Dies kann zur Gewöhnung, evtl. sogar zur Sucht führen. Eine weitere mögliche Folge ist Übergewicht und Adipositas, was wiederum andere Risikofaktoren, wie Bluthochdruck, Diabetes und Fettstoffwechselstörungen begünstigt. Schlussendlich tragen die als kompensatorisch angesehenen Verhaltensweisen dauerhaft dazu bei, dass die Widerstandskräfte des Körpers schneller aufgezehrt werden.

---

[16] Litzcke, Sven Max; Schuh, Horst (Hrsg): Stress, Mobbing und Burn-out am Arbeitsplatz…a.a.O., S. 41 - 43

Die gesundheitsschädlichen Auswirkungen von chronischem Stress sind äußerst vielfältig. Alle wichtigen Organsysteme können betroffen sein. Neben den physischen Störungen sind auch weitreichende Auswirkungen auf die psychische Gesundheit nachgewiesen. Die chronische Konfrontation mit Stress ist mitverantwortlich für Depressionen und psychosomatische Störungen.[17]

3 Das Phänomen Burnout

3.1 Definition des Begriffes Burnout

Der Begriff Burnout, welcher heute selbstverständlich zur Umgangssprache gehört, wäre für Personen zu Beginn der 1970er Jahre noch fremd und ohne Bedeutung gewesen. Der Arzt und Psychoanalytiker H. Freudenberger schrieb ab 1974 Artikel und Bücher, in denen er u. a. seine eigenen Erfahrungen mit körperlicher und geistiger Erschöpfung im Rahmen seiner beruflichen Tätigkeit niederschrieb. Freudenberger verglich das unermüdliche Erbringen von Höchstleistungen mit einer Batterie, deren Kapazität irgendwann aufgebraucht ist. Insbesondere Personen aus Helferberufen stellten Parallelen zwischen sich selbst und dem, was Freudenberger beschrieb, fest. Eine exakte Abgrenzung des Burnout-Begriffes zu anderen psychosomatischen Beeinträchtigungen ist auf Basis von Freudenbergers Artikel noch nicht möglich.[18] Mittlerweile sind mehr als 50 verschiedene Beschreibungen, die den Begriff Burnout einordnen, im Umlauf. Trotz dieser Vielzahl existiert allerdings keine feste Definition. Dies ist u. a. darauf zurückzuführen, dass für Burnout keine klare klinische Diagnose existiert und eine Abgrenzung, z. B. zur Depression, schwierig ist. Wörtlich übersetzt ist „to burn" gleichbedeutend mit „aus- bzw. durchbrennen". Darunter wird das Beenden von Aktivität verstanden. In der Literatur wird häufig davon gesprochen, dass eine Person, die ausgebrannt ist, einmal entflammt, also für eine Sache begeistert gewesen sein muss. Ebenso wird Burnout häufig als Cluster geistiger, emotionaler und körperlicher Erschöpfung bezeichnet[19]. In den verschiedenen Burnout-Definitionen finden sich häufig Gemeinsamkeiten wieder. So wird die Motivation, mit der in einen Beruf eingestiegen wird stets als hoch bezeichnet. Wenn die angestrebten Ziele nicht erreicht und/oder Erwartungen enttäuscht werden führt dies bei den Betroffenen zur Frustration. Die Arbeitsanforderungen stellen sich oftmals als zu hoch oder widersprüchlich heraus, denen der Betroffene mit nicht- oder wenig effektiven Bewältigungsstilen entgegentritt. Die Auseinandersetzung der Person mit ihrer Arbeitstätigkeit ist lang und erfolglos. Unter Berücksichtigung der Vielzahl an Definitionen und Gemeinsamkeiten bezeichnen Litzcke/Schuh Burnout als *„einen Zustand von Frustration und Erschöpfung, infolge dessen Betroffene keine Kraft und Motivation mehr haben, ihre Arbeit in der bisher durchgeführten Intensität fortzusetzen."[20]*

---

[17] Kaluza, Gert.: Stressbewältigung…a.a.O., S. 23-25
18 Linneweh; Heufelder; Flasnoecker (Hrsg): Balance statt Burn-out. Germering München (Zuckschwerdt Verlag) 2010, S. 1-4
[19] Tegtmeier, Catri; Tegtmeier, Michael A. (Hrsg.): Wie Stress im Beruf krank macht und wie sich schützen…a.a.O., S.64-66
[20] Litzcke, Sven Max; Schuh, Horst (Hrsg): Stress, Mobbing und Burn-out am Arbeitsplatz…a.a.O., S. 155-164

Burnout ist nicht gleichzusetzen mit dem bewussten Herunterfahren des Engagements für eine Organisation auf das notwendige Minimum, der sogenannten inneren Kündigung. Der Leistungsrückgang erfolgt bei der inneren Kündigung willentlich, während beim Burnout die Leistungsfähigkeit abnimmt, obwohl der Betroffene gern mehr leisten würde.[21]

3.2 Symptomatik und Verlauf

Durch die bisher fehlende feste Definition und klare klinische Diagnose gestaltet sich eine trennscharfe Abgrenzung von Symptomen des Burnouts zu Symptomen anderer psychosomatischen Störungen schwierig.[22] Die Psychologinnen Maslach und Jackson sehen bei einem Burnout das Vorhandensein von drei Kernsymptomen. Diese sind emotionale Erschöpfung, Depersonalisation und reduzierte Leistungsfähigkeit. Die emotionale Erschöpfung äußert sich in Form einer Entkräftung, sowohl auf emotionaler als auch auf körperlicher Ebene. Der Betroffene fühlt sich im Rahmen seiner Arbeitstätigkeit überfordert und ausgelaugt, was sich u. a. an Merkmalen wie Hilflosigkeit, Niedergeschlagenheit, erhöter Reizbarkeit, Energiemangel, Konzentrations- und Gedächtnisstörungen äußert. Die Depersonalisation zeigt sich in einem zunehmend sinkenden Interesse am Beruf und einer sich verstärkenden Distanz gegenüber anderen Personen, z. B. Kollegen oder Patienten. Die anfangs hohe Arbeitsmotivation und Zielstrebigkeit des Betroffenen sinkt stetig, während eine Entfremdung vom beruflichen Umfeld zunimmt. Die Entfremdung ist verbunden mit einer Entwertung der Arbeitsaufgabe und dem damit verbundenen Personenkreis. Da den Betroffenen die Probleme im Zusammenhang mit seiner Arbeit dauerhaft beschäftigen, überträgt sich die Entfremdung nicht selten auch auf den privaten Bereich. Die Einstellung zum Leben wird zunehmend negativ. Desinteresse, Rückzug und die Abnahme von sozialen Kontakten können die Folge sein. Das hohe Engagement bei der Arbeit sinkt zunehmend, da der Betroffene von sich den Eindruck gewinnt, nicht oder nur wenig kompetent bzw. erfolgreich zu sein. Es ist noch mehr Anstrengung nötig, das überdurchschnittliche Engagement aufrechtzuerhalten. Dies ist mit höheren Regenerationszeiten verbunden, die im täglichen Arbeitsalltag nicht zu gewährleisten sind. Der Widerspruch zwischen dem eigenen Anspruch und realistischer Arbeitsbewältigung nimmt somit weiter zu, Selbstzweifel, Antriebsverlust und Versagensgefühle führen letztlich zu einer reduzierten Leistungsfähigkeit.[23] Der Verlauf des Burnouts lässt sich nicht pauschal darstellen und auf jeden Betroffenen gleichermaßen übertragen. Vielmehr verläuft der Prozess des Ausbrennens individuell unterschiedlich.

---

[21] a.a.O., S.155-164

[22] Linneweh; Heufelder; Flasnoecker (Hrsg): Balance statt Burn-out. Germering München (Zuckschwerdt Verlag) 2010, S. 8-9

[23] Tegtmeier, Catri; Tegtmeier, Michael A. (Hrsg): Wie Stress im Beruf krank macht und wie Sie sich schützen...a.a.O., S. 66-72

Es existieren verschiedene Phasenmodelle, bei denen das kürzeste drei und das längste Modell zwölf Stufen aufweisen. Diese Stufen unterliegen einer Überlappung und nicht jede einzelne Stufe muss zwingend auftreten. Im Folgenden wird ein siebenstufiges Phasenmodell beschrieben. In der ersten Phase, Warnsymptome, wird das Arbeitspensum unter Schwierigkeiten zunächst aufrechterhalten. Erste Anzeichen, wie z. B. Konzentrationsstörungen werden ignoriert. Der Betroffene gesteht seinem Organismus die benötigten Erholungsphasen nicht zu. In der zweiten Phase, dem reduzierten Engagement, dominieren zusehends negative Gedanken und Einstellungen. Die Gefühle des Betroffenen stumpfen allmählich ab, er betrachtet sich von seiner Arbeit als ausgebeutet. Die dritte Phase, emotionale Reaktionen, ist durch ein sprunghaftes Gefühlsleben mit zunehmender Gereiztheit und Hilflosigkeit geprägt. Es tritt eine depressive Grundstimmung zu Tage und die Selbstachtung nimmt ab. In dieser Stufe kann eine Inanspruchnahme von professioneller Unterstützung ein Fortschreiten des Burnouts verhindern. Findet hingegen keine Intervention statt, dann gewinnt der Prozess weiter an Dynamik und geht in die vierte Phase, dem Abbau, über. Die Leistungsfähigkeit lässt nun merklich nach. Die Motivation und Kreativität verflachen. Der Drang, die bekannte Leistungsstärke zurückzugewinnen, lässt den Betroffenen häufig zu Aufputsch- oder Beruhigungsmitteln greifen, die letztlich die Leistungsfähigkeit weiter einschränken. Die fünfte Phase, Verflachung, ist von sozialem Rückzug, Desinteresse und Gleichgültigkeit geprägt. Mit den noch vorhandenen Kräften kann gerade das Notwendigste erledigt werden. Es dominiert die innere Leere. In der sechsten Phase, psychosomatische Reaktionen, tritt die bereits beschriebene Depersonalisation vollends in Erscheinung. Angst, Selbstzweifel und das Gefühl der eigenen Wertlosigkeit schädigen die Immunabwehr und machen den Betroffenen auch körperlich krank. In der siebten Phase, der Verzweiflung, wird das Ende der Burnout-Spirale erreicht. Hilf- und Ausweglosigkeit gehören zum alltäglichen Begleiter. Die Flucht in Alkohol und/oder Drogen zerstört den Betroffenen seelisch und körperlich. Es kommt zu Suizidgedanken und -absichten. Eine Heilung ohne professionelle Hilfe ist nun nicht mehr möglich.[24]

3.3 Risikofaktoren

Stetige Effizienzsteigerung, Technisierung, Personaleinsparungen, Flexibilität, höchste Qualitätsansprüche der Kunden, ständige Erreichbarkeit u. a. prägen zunehmend die heutige Arbeitswelt. Nicht selten resultiert aus den genannten Faktoren arbeitsbedingter Stress. Treten gegenüber einer Person genügend viele Stressoren auf und findet diese keine ausreichenden Bewältigungsstrategien, dann ist dies die Voraussetzung dafür, dass sich ein Burnout entwickeln kann. Eine klassische Burnout-Persönlichkeit gibt es zwar nicht, dennoch können bestimmte Persönlichkeitsmerkmale auf den Burnout-Prozess verstärkend wirken. Geringe Selbstachtung, Ängstlichkeit, besorgtes und depressives Verhalten sowie höhere Stressneigung, häufig in Verbindung mit dem übertriebenen Wunsch nach Anerkennung, zählen zu diesen allgemeinen Persönlichkeitsmerkmalen. Ebenso wirken sich der Drang nach Perfektionismus, hoch gesteckte Ziele

---

[24] a.a.O., S. 83-87

und innere Antreiber, wie z. B. „Sei stark!", „Ich muss!" oder „Beeil dich!", ungünstig aus. Menschen, die eher zu einer negativen Grundhaltung zum Leben, also einen niedrigen Kohärenzsinn besitzen, sind eher empfänglich für ein Burnout. Personen mit geringer Widerstandsfähigkeit (Resilienz) und mangelnden Bewältigungsstrategien gegenüber Stressoren sind ebenso einem höheren Burnout-Risiko ausgesetzt. Neben persönlichen Risikofaktoren können auch Umweltfaktoren, bzw. ein Person-Umwelt-Missverhältnis, für ein Burnout förderlich sein. Besonders Arbeitnehmer in Berufen der Sozial- und Dienstleistungsbranche investieren sehr viel Kraft zum Wohle anderer Menschen. Bei Misserfolgen trotz enormen Arbeitsaufwand, z. B. Suchtrückfälligkeit eines Klienten, Tod eines Patienten, schlechte Schüler etc., wird das Bedürfnis nach Erfolg nicht erfüllt. Zunehmend bleibt die Wertschätzung durch andere aber auch bei erfolgreicher Berufsausübung in diesen Berufsgruppen aus. Es dominiert der Anspruch, dass der Leistungserbringer für die Tätigkeit bezahlt wird und sich somit voll für seine Kunden/Klienten einzusetzen hat. Auch bei Arbeitnehmern von Großunternehmen/-organisationen, ist das Person-Umwelt-Missverhältnis verstärkt zu beobachten. Gründe hierfür sind u. a. in den begrenzten individuellen Entfaltungsmöglichkeiten, starren Hierarchieebenen und schwerfälligem Informationsfluss zu finden. Als ein nicht zu vernachlässigender Umweltfaktor für Burnout wird Unterforderung, z. B. bei Arbeitslosigkeit, gesehen. Arbeitslosigkeit kann mit einem hohen Stresspotenzial in Zusammenhang stehen, welches durch Autonomieverlust, Existenzängste, abnehmendes Selbstwertgefühl, mangelnde Zielerreichung und letztlich ausbleibender Belohnung etabliert wird.[25]

4 Belastungen in der Pflege

4.1 Begriffsklärung

4.1.1 Pflege

Um den Begriff der Pflege näher einzuordnen, wird hierfür die Definition der Pflege des International Council of Nurses (ICN) hinzugezogen:

> *„Pflege umfasst die eigenverantwortliche Versorgung und Betreuung, allein oder in Kooperation mit anderen Berufsangehörigen, von Menschen aller Altersgruppen, von Familien oder Lebensgemeinschaften, sowie von Gruppen und sozialen Gemeinschaften, ob krank oder gesund, in allen Lebenssituationen (Settings). Pflege schließt die Förderung der Gesundheit, Verhütung von Krankheiten und die Versorgung und Betreuung kranker, behinderter und sterbender Menschen ein. Weitere Schlüsselaufgaben der Pflege sind Wahrnehmung der Interessen und Bedürfnisse (Advocacy), Förderung einer sicheren Umgebung, Forschung, Mitwirkung in der Gestaltung der Gesundheitspolitik sowie im Management des Gesundheitswesens und in der Bildung. "[26]*

[25] a.a.O., S. 88-95
[26] http://www.gesundheit.bremen.de/sixcms/media.php/13/ICN-Definition-der-Pflege-DBfK%5B1%5D.pdf

4.1.2 Belastung/Arbeitsbelastung

Mit dem Themenbereich der Belastung setzt sich hauptsächlich die Arbeitsmedizin und Arbeitspsychologie auseinander. Es gibt verschiedene Definitionen die den Begriff Belastung näher beschreiben. Die Arbeitswissenschaft versteht unter Arbeitsbelastungen *"auf das Individuum von außen einwirkende Faktoren"[27]*. Die Norm DIN EN ISO 10075 definiert Arbeitsbelastung als *„die Gesamtheit aller erfassbaren Einflüsse, die von außen auf den Menschen zukommen und psychisch auf ihn einwirken".[28]*

4.2 Burnout begünstigende Faktoren

Es besteht in mehreren Publikationen eine allgemeine Übereinstimmung darüber, dass der Pflegeberuf durch ein hohes Maß an körperlichen und psychischen Belastungen sowie durch Überlastung und Stress geprägt ist. Es ist deshalb davon auszugehen, dass es zwischen den hohen gesundheitlichen Beeinträchtigungen bei Pflegekräften und den belastenden Arbeitsbedingungen im Pflegeberuf, einen Zusammenhang gibt. Eine häufig im Pflegeberuf vorherrschende Belastungsfolge ist das Burnout-Syndrom. In der von 2009 bis 2012 von Aiken und Sermeus durchgeführten RN4Cast Studie wurden 61168 Pflegekräfte aus 13 Ländern befragt. In dieser Untersuchung wurden 30 Prozent der deutschen Pflegekräfte als hoch belastet bzw. stark Burnout gefährdet eingestuft. Dabei gab es einen Zusammenhang zwischen „Burnout-Risiko und dem Arbeitsklima zwischen Ärzten und Pflegepersonal."[29] Des Weiteren wurden *„fehlender gegenseitiger Respekt, geringe Hilfsbereitschaft und mangelnde Anerkennung der Pflegearbeit durch Ärzte"[30]* als Verursacher von Frustration und Burnout genannt. Neben psychischen, physischen und zeitlichen Beanspruchungsfaktoren spielen auch arbeitsorganisatorische und institutionelle Rahmenbedingungen eine tragende Rolle. In einer vom *„Bundesministerium für Arbeit und Sozialordnung in Auftrag gegebene Arbeitsmarkt- und Berufsfeldanalyse"[31]* wurden drei zentrale Belastungsmerkmale des Pflegeberufs ermittelt:

- Ungenügende Personalsituation
- Komplizierte Hierarchien
- Unzureichende monetäre Gratifikationen im Vergleich mit anderen Berufen des Gesundheitswesens

Des Weiteren wurden Gründe und Motive für den immer früher stattfindenden Berufsausstieg aufgezeigt. Dies wurde insbesondere durch die psychisch beanspruchende pflegerische Arbeit, den

---

[27]Sentpali-Meussling, Annette: „Ich rede darüber-anders geht es nicht." Arbeitsbelastungen, Ressourcen und Bewältigungsstrategien von beruflich Pflegenden in Thüringer Pflegediensten. 1.Auflage S.39-41 (Verlag Norderstedt) 2014
[28] Sentpali-Meussling, Annette: „Ich rede darüber-anders geht es nicht." a.a.O., S. 39-41
[29] a.a.O., S. 24-25
[30] a.a.O., S. 24-25
[31] Henze, Karl-Heinz, Piechotta, Gudrun (Hrsg.): Brennpunkt Pflege. Beschreibung und Analyse von Belastungen des pflegerischen Alltags. Frankfurt am Main (Mabuse Verlag) 2004, S.30

schwierigen Umgang mit Patienten, Konfrontation mit Sterben und Tod, fehlende berufliche Erfolgserlebnisse, mangelnde Unterstützung durch Vorgesetzte und berufliche Isolation und Vereinsamung begründet.[32] Die unter 4.3 aufgeführten Erfahrungsberichte von Pflegenden sollen veranschaulichen, mit was für schwierigen und belastenden Situationen diese in ihrer täglichen Arbeit konfrontiert werden.

4.3 Erfahrungsberichte aus der Pflege

Eric Masur beschreibt in seinen Ausführungen „Börnie und ich" pflegerische Grenzsituationen aus seinem Arbeitsalltag auf einer onkologischen Station. Über die Jahre seiner Tätigkeit hat sich ein gewisser Zynismus entwickelt, welchen er namentlich als „Börnie" bezeichnet.[33]

„Ich fühlte mich an eine Nacht erinnert, in der ich einmal einen toten Patienten im Stehen fand. Er hielt sich mit einer Hand am Infusionsständer fest und stand mit dem Po an die Bettkante gelehnt im Raum. Mit riesigen, geöffneten Augen starrte er mit anklagend aufgerissenen Mund in Richtung Zimmertür. Nett, wenn man mitten in der Nacht durch eben diese Tür das Zimmer betritt und die Taschenlampe anmacht."[34]

„Bei Frau Müller war der Schreck dann nicht ganz so groß. Von der Tür aus konnte ich sehen, wie sie recht regungslos dalag. Ein wirklich merkwürdiger Geruch waberte durchs Zimmer. Die Tochter atmete leise [...] Als ich auf leisen Sohlen ans Bett trat, bemerkte ich auch, dass sie erbrochen hatte, irgendetwas Schwarzes. Die Tochter erwachte [...] erschreckte [...] und fragte was los sei. Frau Müller hatte sehr viel Stuhlgang abgeführt. Der Grund dafür war offensichtlich das viele Blut was aus dem Darm wollte. Da war wohl was im Bauch geplatzt. Die Mutter war noch nicht tot, würde es aber [...] innerhalb von Minuten sein [...] Die Tochter [...] schaute mich an [...] sie wusste es nicht, rechnete mit nichts Bösem. Und ich schaute zurück und kramte in meinem Kopf nach irgendetwas, das ich sagen könnte."[35]

„Bei Börnie ist es seit dieser Nacht ein bisschen anders. Er folgt mir einfach so, schleicht sich von hinten an und springt im entscheidenden Moment hervor: Tumor ist, wenn man trotzdem lacht. Wie Krebs, wie steht`s? Wie geht's der Frau mit der Halbseitenlähmung? Na ja, einerseits gut, das macht sie doch mit links. Wenn der Arzt bei der Visite fragt: Haben Sie Schmerzen? Stuhlgang? Fieber? Dann öffnet Börnie seinen Mund und fragt: Oder vielleicht Krebs? [...] Manchmal habe ich so viel Mühe Börnie zurückzuhalten, dass ich kaum noch Kraft finde, normal mit den Menschen umzugehen."[36]

Annemarie Haupenthal ist examinierte Krankenschwester. Aufgrund ihres Berufswunsches zur Lehrerin für Pflegeberufe möchte sie ihre Kompetenzen erhöhen und auch Erfahrungen in der Altenpflege sammeln. Völlig unvorbereitet und ohne die Möglichkeit der Einarbeitung beginnt sie ihre Arbeit in einem Pflegeheim und kommt schnell physisch und psychisch an ihre Grenzen. Einige ihrer Erlebnisse werden nachfolgend beschrieben und sollen deutlich machen, welchen Belastungen Pflegekräfte in der Altenpflege ausgesetzt sind.[37]

„Heute sagt mir keiner mehr irgendwas [...] Na gut. Fragen konnte ich ja immer noch, dachte ich."[38]

---

[32] Henze, Karl-Heinz, Piechotta, Gudrun (Hrsg.): Brennpunkt Pflege. Beschreibung und Analyse von Belastungen des pflegerischen Alltags...a.a.O., S. 27-35
[33] Henze, Karl-Heinz, Piechotta, Gudrun (Hrsg.): Brennpunkt Pflege. Beschreibung und Analyse von Belastungen des pflegerischen Alltags...a.a.O., S. 19
[34] a.a.O., S. 20
[35] a.a.O., S. 19-20
[36] a.a.O., S. 21-22
[37] Henze, Karl-Heinz, Piechotta, Gudrun (Hrsg.): Brennpunkt Pflege. Beschreibung und Analyse von Belastungen des pflegerischen Alltags...a.a.O., S. 211
[38] a.a.O., S. 212

„Erstes Zimmer: Ein Mann mit Down-Syndrom [...] Er röchelte, spuckte, keuchte, stank, im Laufe meiner Tätigkeit bauten sich immer mehr Aggressionen gegen diesen Mann auf. Mein Rücken tat mir weh, wenn ich diesen riesigen Fleischklops drehen musste. Außerdem war er immer und immer nass, egal, wie oft ich in das Zimmer kam. Bett, Kleider [...], alles immer frisch machen. Dann Essenanreichen. Furchtbar. Regelmäßig erbrach er alles."[39]

„Zweites Zimmer: Eine präfinale Frau, Diabetikerin, ihre Zehen fielen mir fast entgegen. Da wäre ich gerne vorgewarnt gewesen [...] Bei meinem nächsten Wochenenddienst war sie tot."[40]

„So ging es weiter Zimmer für Zimmer. Ich hatte das Gefühl es hört gar nicht mehr auf. Waschen, Waschen, Waschen. Stinkende Dekubiti, faule Zähne, resignierte alte Menschen–ein Jammer [...] Arme alte kranke Menschen am Rande unserer Gesellschaft."[41]

„Der Gipfel war jedoch das letzte Zimmer: Soviel Ekel habe ich selten empfunden. Der Bewohner war Alkoholiker und hatte einen undefinierbaren Pilz im Genitalbereich [...] eitrige Wunden, filzige Haare, verschissene Klobrille und Unterhose...dazu Hepatitis B und C und eine chronische Bronchitis. Wegen dieser spuckte er überall, wo er stand, also auch ins Bett, in den Mülleimer [...] Der arme Mensch der mit ihm das Zimmer teilen musste. Wie kann man sowas aushalten? Ich konnte es nicht. Ich habe nachts davon geträumt."[42]

„Es ist einfach so viel mir Unverständliches passiert, aber es waren nur drei Monate. Drei Monate zu viel [...] Ich nahm sehr viel von dem Erlebten mit nach Hause, meine Mitmenschen mussten manche Launen von mir ertragen."[43]

„Meine anfängliche Motivation war gänzlich verschwunden."[44]

Klaus Meier sammelte jahrelang Erfahrungen auf einer Intensivstation und ist anfänglich von seiner Arbeit und den Möglichkeiten der Intensivmedizin begeistert. Die ständige Konfrontation mit Sterben, Tod und fragwürdigen Therapien nimmt er zu Beginn seiner Tätigkeit so hin, ohne sich dadurch belastet zu fühlen. Im Verlauf bemerkt er, dass er zunehmend die Sinnhaftigkeit einzelner Therapien in Frage stellt und er immer öfter in einen Gewissenskonflikt gerät.[45]

„Der Patient wurde schon mehrfach reanimiert. Die Aufrechterhaltung seiner Körperfunktionen wurde nur durch hochwirksame Medikamente erreicht. Mit zunehmenden Entsetzen vernahm ich die extremen Nebenwirkungen der eingesetzten Medikamente: die Extremitäten färbten sich blau und fühlten sich ganz kalt an [...] außerdem hatte er noch eine große Problematik im Magen-Darm-Bereich [...] Der Patient führte seit Tagen nicht mehr ab [...] Ursache war vermutlich der septische Schock unter dem er zusätzlich litt. Trotzdem wurde die Therapie ohne Einschränkung weiter fortgesetzt...Auch dieser Patient wurde wieder zum Leben zurückgebracht."[46]

„Bis zu meiner Übergabe an den Spätdienst hatte ich die Medikamentengabe etwas reduzieren können. Bei der Übergabe berichtete ich erfolgsgeblendet über den erzielten medizinischen Fortgang der Behandlung. Der Zustand der Behandlung hatte sich aber in meiner Schicht extrem verschlechtert. Eigentlich war sein Zustand kaum mehr als Leben zu bezeichnen. Mir war vollkommen klar, dass für den Patienten keine Heilung bestand [...] Irgendwie drang ein Gefühl der eigentlichen Hilflosigkeit in mich ein [...]"[47]

„Als ich nach Hause kam und den Dienst noch einmal in Ruhe [...] vor Augen führte, wurde mir auf einmal ganz anders [...] Mir wurde jetzt erst richtig klar, was ich bei meiner Übergabe an den Spätdienst erzählte. Ich war stolz darauf, einem eigentlich schon toten Patienten zu übergeben, der nur deshalb am Leben war, weil ihm extrem

---

[39] a.a.O., S. 214
[40] a.a.O., S. 214
[41] a.a.O., S. 214
[42] a.a.O., S. 215
[43] a.a.O., S. 216
[44] a.a.O., S. 216
[45] Henze, Karl-Heinz, Piechotta, Gudrun (Hrsg.): Brennpunkt Pflege. Beschreibung und Analyse von Belastungen des pflegerischen Alltags...a.a.O., S. 87
[46] a.a.O., S. 88
[47] a.a.O., S. 88

hochwirksame Medikamente verabreicht wurden und ein externer Herzschrittmacher sein Herz am Pumpen hielt. [48]

„Der Nachmittag sowie der Abend waren für mich durch einen seelisch emotionalen Erschöpfungszustand geprägt [...] Diese Unmenschlichkeit bewegt mich immer wieder [...] meine Zweifel werden in solchen Situationen größer." [49]

„Mit den oben beschriebenen Erlebnissen steht man meist dann ganz alleine da, [...] über solche Themen wie Tod sowie schwere Krankheiten möchten halt viele Menschen aus meinem Umfeld nicht sprechen [...]

Der Arbeitgeber bietet für die Pflegekräfte und Ärzte kein schlüssiges Konzept der psychosozialen Unterstützung an [...] Jeder bleibt sich selbst überlassen. [...] So manchen neuen Kollegen laufen dann die Tränen, da diese den Situationen am Rande des Lebens zum Tode noch nicht gewachsen sind, sich alleine und im Stich gelassen fühlen." [50]

5 Supervision

Die Bezeichnung Supervision leitet sich aus dem lateinischen Wort „videre" ab und bedeutet so viel wie *„sehen können, begreifen, erkennen"*. Das Wort „Super" bedeutet *„drüber, oberhalb, von oben"*. [51]

Unter dem Begriff Supervision lassen sich Beratungs-, Weiterbildungs- und Reflexionsverfahren zusammenfassen, die sich mit der konstruktiven Bearbeitung von Konflikten und Problemen aus der beruflichen Tätigkeit auseinandersetzen. Da sich Supervision eindeutig im Kontext des beruflichen Tätigkeitsfeldes bewegt, grenzt sie sich somit von der Psychotherapie ab. Der Unterschied zu einem Training oder einer Ausbildung liegt im selbstreflexiven Charakter der Supervision. Hierbei findet weder eine Schulung noch eine Instruktion statt. *„Supervision wird zwischen Supervisor, Supervisand oder Supervisandengruppe gestaltet und hat die Aufgabe, die Person zu entlasten [...]"* [52]

Der Supervisor hat die Aufgabe, die Supervisanden, welche Experten in Ihrem Fachbereich sind, zur Reflexion ihres beruflichen Handelns anzuregen. [53] Die Reflexionsarbeit soll zielführend zu einer professionelleren Bewältigung der beruflichen Arbeit beitragen. Dazu gehören z. B. die Verbesserung von Kommunikations-, Konflikt- und Kooperationsfähigkeit, emotionale Entlastung zur Prävention eines Burnouts und die Entwicklung von Bewältigungsstrategien. Die Durchführung einer Supervision im Pflegebereich ist oft begründet, wenn ein eskalierender Konflikt im Team, generelles Unbehagen des Einzelnen oder der Wunsch nach Unterstützung und Entlastung vorliegen. [54]

---

[48] a.a.O., S. 87-88
[49] a.a.O., S. 89
[50] a.a.O., S. 90
[51] Schwarz, Renate: Supervision in der Pflege. Leitfaden für Pflegemanager und -praktiker. Bern (Verlag Hans Huber) 2007, S. 78
[52] Domnowski, Manfred: Burnout und Stress in Pflegeberufen. Mit Mental Training erfolgreich aus der Krise. 3. aktualisierte Auflage. Hannover (Brigitte Kunz Verlag) 2010, S. 130
[53] Schwarz, Renate: Supervision in der Pflege. Leitfaden für Pflegemanager und -praktiker...a.a.O., S.81
[54] Hofmann, Irmgard.: Stress- und Burnoutprävention in der Pflege für die Aus-, Fort- und Weiterbildung...a.a.O., S. 119

5.1 Formen von Supervision in der Pflege

Es gibt verschiedene Formen der Supervision. Innerhalb der Pflege kommen Methoden der Teamsupervision, Einzelsupervision, Leitungssupervision und Gruppensupervision zur Anwendung. Nachfolgend wird die Methode der Teamsupervision detaillierter vorgestellt.

5.1.1 Teamsupervision

Die Teamsupervision ist die im Bereich der Pflege am häufigsten angewendete Methode der Supervision. Teams aus unterschiedlichen Bereichen, z. B. Stationsteam, Leitungsteam oder Arbeitsgruppe nehmen an einer Supervisionssitzung teil.

Unter einem Team wird *„ein organisatorisches System oder Teilsystem verstanden, das zum Zweck gemeinsamer Aufgabenerfüllung eine formale Binnenstruktur aufweist."*[55]

Die Methode der Teamsupervision ist eng an die Organisation gebunden und kann nur durch deren Einbeziehung gelingen. Das bedeutet, dass sich ein Pflegeteam im Rahmen eines Supervisionsprozesses nur weiterentwickeln kann, wenn die Leitungs- und Gesamtstrukturen des Unternehmens es ermöglichen. Erfahrungen aus der Praxis machen deutlich, dass viele Pflegeteams ihre autonomen Handlungsmöglichkeiten nur unzureichend ausschöpfen. Im Rahmen der Teamsupervision im Bereich der Pflege werden u. a. Probleme der interpersonellen Beziehung zwischen Patient und Pflegefachkraft, die Verbesserung der Kommunikation und Zusammenarbeit zwischen den verschiedenen Berufsgruppen oder Konflikte im Team thematisiert. Eine Teamsupervision gibt dem Pflegeteam die Möglichkeit Strategien zu entwickeln und somit Strukturveränderungen zu beeinflussen.

5.2 Der Ablauf einer Supervision

Zu Beginn einer Supervision werden durch ein sogenanntes Supervisionssetting wichtige Absprachen getroffen. Der Begriff „Setting" beschreibt in diesem Kontext welche konkrete Ausgestaltung der Supervision gewählt wird. Wie im Vorfeld beschrieben, kann dies in Form einer Teamsupervision, Leitungssupervision etc. erfolgen. Des Weiteren werden die Rahmenbedingungen, wie z. B. der Ort der Durchführung, der Zeitraum sowie die Dauer und Frequenz der Supervisionssitzungen festgelegt. Ein weiterer zu klärender Punkt ist, ob die Teilnahme der Teamleitung (Pflegedienstleitung, Stationsleitung) erwünscht ist und ob Informationen aus den Sitzungen weitergegeben werden sollen. Der zeitliche Rahmen einer Supervision erstreckt sich meist über ein Jahr und beinhaltet acht bis zehn Sitzungen zu jeweils 90 bis 120 Minuten. Diese Zeit ist für die Pflegenden intensive Arbeitszeit und gleichzeitig

---

[55] Schwarz, Renate: Supervision in der Pflege. Leitfaden für Pflegemanager und -praktiker...a.a.O., S.90

Auszeit. Ein Supervisionsprozess kann in unterschiedliche Phasen eingeteilt werden. Diese werden nachfolgend ausführlicher erläutert.

1. Die Vorphase

Hierbei findet der Erstkontakt zwischen Supervisor und dem Auftraggeber statt. In einem Sondierungsgespräch erhält der Supervisor Informationen mit dem Ziel der Problemdiagnose. Des Weiteren wird ein Kontrakt abgeschlossen. Ein Kontrakt ist das vereinbarte Vertragsverhältnis zwischen Supervisor, Auftraggeber und Supervisanden, indem die Rahmenbedingungen einer Supervision, z. B. Inhalte, Ziele, Verschwiegenheit festgelegt werden. In der Vorphase wird meist eine Probesupervision durchgeführt, diese gibt dem Auftraggeber die Möglichkeit, den Supervisor in seiner Arbeit und Person näher kennenzulernen.

2. Der Supervisionsprozess

Der Supervisionsprozess beinhaltet die Durchführung der eigentlichen Supervisionssitzungen. Nach der Hälfte der durchgeführten Sitzungen empfiehlt es sich eine Zwischenauswertung durchzuführen. Hierbei wird überprüft, ob der durchgeführte Stil der Supervisionssitzung beibehalten werden kann und ob die zu Beginn vereinbarten Ziele noch bestehen oder verändert werden müssen.

3. Auswertungssitzung

Am Ende der vereinbarten Sitzungen wird die Supervision mit einem Auswertungsgespräch beendet. Der Vertrag kann auf Wunsch verlängert oder auch abgeändert werden.[56]

5.3 Die Supervisionssitzung

Die einzelnen Phasen einer Supervision verlaufen prozesshaft und können nicht immer streng voneinander getrennt werden. Sie können wie folgt aussehen:

1." Phase des Ankommens, Auftauens, Anknüpfens

2. Themenfindung und gemeinschaftliche Entscheidung

3. Phase der Problem- und Themenbearbeitung

4. Phase der Prüfung, Bewertung und Entscheidung

5. Phase der Konkretisierung und Sicherung. "[57]

[56]Schwarz, Renate: Supervision in der Pflege. Leitfaden für Pflegemanager und -praktiker...a.a.O., S.90-113
[57] a.a.O., S.113

Zu Beginn jeder Supervisionssitzung ist es wichtig, die Supervisanden nach ihrer aktuellen Befindlichkeit zu befragen. *„Hier wird auch nach der Wirkung der letzten Supervisionssitzung, bezogen auf die berufliche Arbeit, aber auch auf die eigene Person gefragt."*[58]

Wird die momentane Belastung der Pflegenden z. B. als sehr hoch bewertet ist es notwendig, zu Beginn der Sitzung Raum zu schaffen, um über das zu sprechen, was als besonders belastend empfunden wird. Dabei wirken Rückmeldungen und Empathie der anderen Teilnehmenden als Entlastung. Erst nach der Bearbeitung der anstehenden Probleme, kann im Verlauf der Sitzung nach Zielen gefragt werden. Die Inhalte der jeweiligen Supervisionssitzungen sind unterschiedlich. Der Supervisor gibt weder das Thema vor, noch schult er die Teilnehmer. Er arbeitet nur mit den Themen und Schwierigkeiten, welche von den Pflegenden in die Sitzung eingebracht werden. Häufig zu bearbeitende Themen im Pflegebereich sind:

- Belastungen die die Person selbst betreffen
- Umgang mit Angehörigen und Patienten/ Bewohnern
- Kommunikation mit Ärzten und im Pflegeteam
- Belastungen durch die Rahmenbedingungen des Unternehmens
- Führung- und Leitungsthemen

5.4 Der Nutzen für Pflegende

Schwarz bezieht sich in ihrer Publikation „Supervision in der Pflege" auf eine Studie von Wittich und Dieterle (2004). In dieser wurde untersucht, ob sich für Pflegende durch Teilnahme an Supervisionssitzungen ein Nutzen ergibt. Es stellte sich heraus, *„die überwiegende Mehrheit der Pflegenden mit Erfahrung in Supervision ist von der Effektivität der Supervision zur Vermeidung und Überwindung arbeitsbedingter psychischer Belastungen überzeugt."*[59]

Weiterhin zeigte sich, dass die Supervision zur Steigerung der pflegerischen Kompetenz beitragen kann und sich dadurch insbesondere im Umgang mit schwierigen Patienten als besonders förderlich erwies. Ebenfalls ließ sich in den Bereichen Kooperation mit Ärzten, Pflegeteam und Organisation ein großer Nutzen verzeichnen. Der Nutzen von Supervision wird in der Literatur vielfach positiv beschrieben. Regelmäßige Supervision fördert z. B. die Fähigkeit zur Problemlösung, hilft auf berufliche Anforderungen angemessen zu reagieren und berufliches Handeln zu reflektieren. Des Weiteren werden Kommunikations- und Konfliktfähigkeit erhöht und dadurch mögliche Reibungsflächen verringert. Im Rahmen Klienten bezogener Tätigkeiten stärkt Supervision die Ressourcen der Pflegenden und wirkt dadurch entlastend.

---

[58] a.a.O., S.113
[59] a.a.O., S. 166-167

„Die eigentliche, entlastende Wirkung der Supervision besteht darin, dass die belastenden Situationen reflektiert, gedeutet und verstanden werden, dass sich neue Handlungsmöglichkeiten ergeben und dadurch zumindest die Situation teilweise verbessert wird. "[60]

Die regelmäßige Teilnahme an einer Supervision ist für Pflegende eine Möglichkeit, schwierige Erfahrungen aus der beruflichen Arbeit besser zu verarbeiten. Dadurch können zukünftige Belastungen vermieden und somit der Entstehung eines Burnouts entgegengewirkt werden.

---

[60] a.a.O., S. 150

Fazit

Bedingt durch den demographischen Wandel, welcher sich in einer überalternden Gesellschaft ausdrückt, werden in den nächsten Jahren die Krankheits- und Pflegefälle weiter ansteigen. Prognosen lassen eine Verdopplung der Anzahl der Pflegefälle bis 2030 vermuten. Mit dem Zuwachs an pflegebedürftigen Menschen und dem bestehenden Mangel an Pflegekräften (300 000 fehlende Pflegkräfte in den nächsten Jahren) werden Aufgaben und damit verbundene Belastungen für Pflegende in allen Bereichen der Pflege weiter zunehmen. Pflegekräfte sind bei ihrer Tätigkeit hohen physischen und psychischen Belastungen ausgesetzt.[61] Als Gründe werden u. a. die Konfrontation mit Sterben und Tod, fehlende berufliche Erfolgserlebnisse, mangelnde Unterstützung durch Vorgesetzte, der Umgang mit schwierigen Klienten, Konflikte im Team und die schlechte Personalsituation genannt. Die Folgen können Überforderung, Demotivation und die Entstehung von Burnout sein.[62]

Die aufgeführten Zitate aus Erfahrungsberichten von Pflegenden geben nur einige von vielen Grenzsituationen wieder, mit denen diese in ihrer täglichen Arbeit immer wiederkehrend konfrontiert werden. Oft bleibt keine Zeit, die schwierigen Situationen und Erlebnisse mit Kollegen oder im Team zu besprechen. Von Seiten der Arbeitgeber werden kaum Möglichkeiten der psychosozialen Unterstützung angeboten. *„Jeder bleibt sich selbst überlassen"*[63]

Auch bei meiner beruflichen Tätigkeit auf einer herzchirurgischen Intensivstation habe ich schon viele schwierige und belastende Situationen erlebt. Eine Möglichkeit der Aufarbeitung und Auseinandersetzung mit diesen einschneidenden Erlebnissen gibt es auch hier nicht. Die Folge ist, dass jeder für sich selbst, mehr oder weniger erfolgreich Strategien entwickelt, um die bestehenden Belastungen kompensieren zu können.

Die regemäßige Durchführung einer Supervision erweist sich meiner Meinung nach als wirkungsvolles Mittel zur Vermeidung von Burnout. Durch Reflexion der belastenden Situationen, können die Erlebnisse im Team verarbeitet und durch die Entwicklung von Strategien, zukünftige Belastungen besser kompensiert werden. Es sollte selbstverständlich sein, dass Unternehmen Konzepte entwickeln, die es Mitarbeitern ermöglichen, bei psychisch schwierigen Situationen Unterstützung in Anspruch zu nehmen. Die Supervision ist eine Möglichkeit der betrieblichen Gesundheitsförderung, um Pflegende vor einem Burnout zu schützen.

---

[61] Steinhöfel, Dustin: Physische und Psychische Belastungen vom Pflegepersonal. Hamburg (Disserta Verlag) 2014, S. 117-118

[62] Henze, Karl-Heinz; Piechotta, Gudrun (Hrsg.): Brennpunkt Pflege. Beschreibung und Analyse von Belastungen des pflegerischen Alltags...a.a.O., S. 27-35

[63] a.a.O., S. 90

Literaturverzeichnis

Definition der Pflege- International Council of Nurses ICN
Verfügbar unter:
http://www.gesundheit.bremen.de/sixcms/media.php/13/ICN-Definition-der-Pflege-
DBfK%5B1%5D.pdf [16.08.2016].

Domnowski, Manfred: Burnout und Stress in Pflegeberufen. Mit Mental Training erfolgreich aus der Krise. 3. aktualisierte Auflage. Hannover (Brigitte Kunz Verlag) 2010

Eifler, Christoph; Strack, Andreas; Albers, Torsten (Hrsg.): Lehrbrief Gesundheitstrainer. Saarbrücken (BSA-Akademie) 2006

Geiger, Ludwig: Gesundheitstraining. München (BLV Verlagsgesellschaft mbH) 2003

Gerrig, Richard J.: Psychologie. Hallbergmoos (Pearson Deutschland GmbH) 2015

Henze, Karl-Heinz; Piechotta, Gudrun (Hrsg.): Brennpunkt Pflege. Beschreibung und Analyse von Belastungen des pflegerischen Alltags. Frankfurt am Main (Mabuse Verlag) 2004

Hofmann, Irmgard.: Stress- und Burnoutprävention in der Pflege für die Aus-, Fort- und Weiterbildung. Berlin (Cornelsen Verlag) 2010

Kaluza, Gert.: Stressbewältigung. Berlin Heidelberg (Springer-Verlag GmbH) 2011

Linneweh; Heufelder; Flasnoecker (Hrsg.): Balance statt Burn-out. Germering München (Zuckschwerdt Verlag) 2010

Litzcke, Sven Max; Schuh, Horst (Hrsg.): Stress, Mobbing und Burn-out am Arbeitsplatz. Heidelberg (Springer Medizin Verlag) 2007

Schmidt, Brinja: Burnout in der Pflege. Stuttgart (W. Kohlhammer GmbH) 2015

Schönberger, Birgit: Ausgebrannt. In: Psychologie Heute Januar 2016. Weinheim (Julius Beitz GmbH & CO. KG) 2016

Schwarz, Renate: Supervision in der Pflege. Leitfaden für Pflegemanager und -praktiker. Bern (Verlag Hans Huber) 2007

Sentpali-Meussling, Annette: „Ich rede darüber-anders geht es nicht." Arbeitsbelastungen, Ressourcen und Bewältigungsstrategien von beruflich Pflegenden in Thüringer Pflegediensten. 1. Auflage (Verlag Norderstedt) 2014

Steinhöfel, Dustin: Physische und Psychische Belastungen vom Pflegepersonal. Hamburg (Disserta Verlag) 2014

Tegtmeier, Catri; Tegtmeier, Michael A. (Hrsg): Wie Stress im Beruf krank macht und wie Sie sich schützen. Regensburg (Walhalla Fachverlag) 2013

Zander, Britta; Dobler, Lydia; Busse, Reinhard: Studie spürt Gründe für Burnout nach. In: Pflegezeitschrift 64 (2): 98-101, 2011
Verfügbar unter:
https://www.mig.tu-
berlin.de/fileadmin/a38331600/2011.publications/2011_zander_Pflegezeitschrift_Burnout.pdf
[26.07.2016].

BEI GRIN MACHT SICH IHR WISSEN BEZAHLT

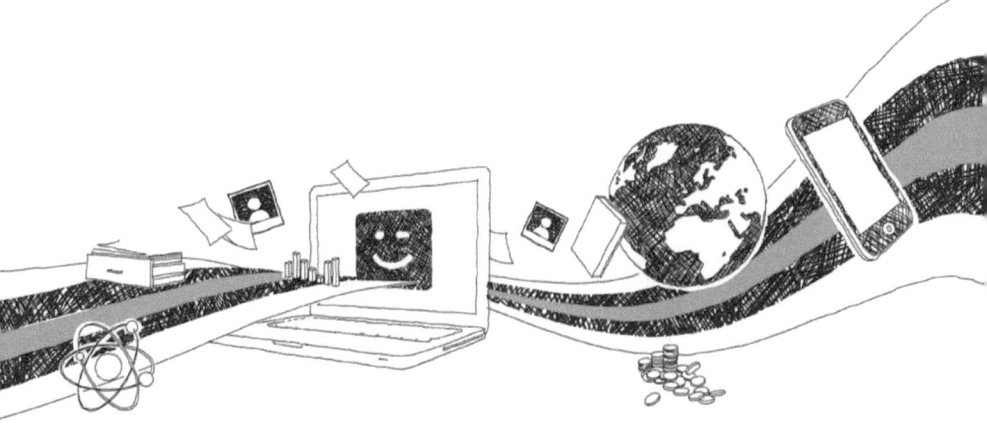

- Wir veröffentlichen Ihre Hausarbeit,
  Bachelor- und Masterarbeit

- Ihr eigenes eBook und Buch -
  weltweit in allen wichtigen Shops

- Verdienen Sie an jedem Verkauf

Jetzt bei www.GRIN.com hochladen
und kostenlos publizieren

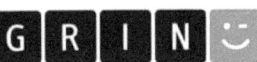